DE

# L'ÉPHIDROSE PAROTIDIENNE

PAR

**Joseph GROSPERRIN**

DOCTEUR EN MÉDECINE DE LA FACULTÉ DE PARIS

LAURÉAT DE L'ÉCOLE DE BESANÇON

EX-PROSECTEUR DE LA MÊME ÉCOLE.

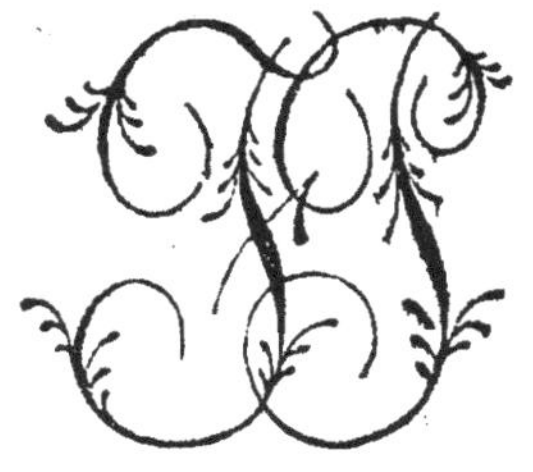

PARIS

F. PICHON, IMPRIMEUR-LIBRAIRE,

14, RUE CUJAS ET 7, RUE VICTOR-COUSIN

—

1877

DE

# L'ÉPHIDROSE PAROTIDIENNE

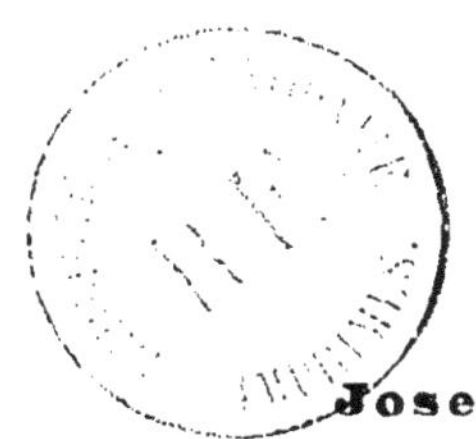

PAR

Joseph GROSPERRIN

DOCTEUR EN MÉDECINE DE LA FACULTÉ DE PARIS

LAURÉAT DE L'ÉCOLE DE BESANÇON

EX-PROSECTEUR DE LA MÊME ÉCOLE.

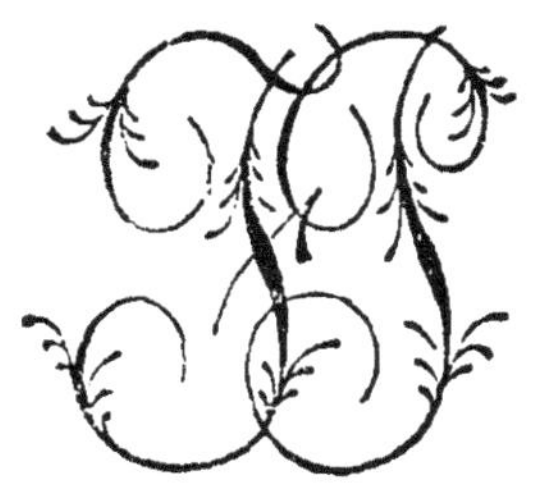

PARIS

F. PICHON, IMPRIMEUR-LIBRAIRE,

14, RUE CUJAS ET 7, RUE VICTOR-COUSIN

—

1877

## A MON PÈRE — A MA MÈRE

Permettez-moi, chers Parents, de vous témoigner l'expression de ma reconnaissance la plus profonde pour tous les sacrifices que vous vous êtes imposés pour moi.

---

## A MON FRÈRE

Professeur au Collège St-Bernard à Troyes.

---

## A MON ONCLE J. CASSARD

---

## A MA COUSINE Mme Ve MESSAIN NÉE CASSARD

Chère Cousine,

Veuillez en agréant l'hommage de ce modeste travail accepter un faible témoignage de ma profonde reconnaissance et de mon affection dévouée.

Dr J. G.

---

A M. Le Professeur CHARCOT

Mon Président de Thèse.

---

A M. Le Docteur BRUCHON

Professeur à l'Ecole de Médecine de Besançon.

---

A M. MARTENOT DE CORDOUE

Médecin principal des armées, Chirurgien en chef de l'hôpital militaire de Besançon.

---

# INTRODUCTION.

L'Ephidrose parotidienne est une affection qui, au point de vue pratique ne présente pas l'importance de beaucoup d'autres maladies; cependant cette curiosité pathologique, si je puis ainsi la qualifier, est digne de toute l'attention du médecin qui doit se préoccuper de guérir ou tout au moins de soulager le malade qui en est atteint.

Un malade que nous observâmes dans le service de M. Moilan, à l'hôpital Saint-Antoine, nous décida à choisir comme sujet de thèse inaugurale l'Ephidrose parotidienne.

Ce malade était atteint d'une bronchite pour laquelle il entrait à l'hôpital, et il présentait en outre, vers la région parotidienne, un écoulement de liquide qui attira notre attention. Nous fîmes alors quelques recherches à propos de cet écoulement et nous pûmes constater sa rareté, puisqu'il n'en existe que dix ou douze cas dans la science. C'est alors que nous avons pensé qu'il ne serait peut-être pas inutile d'ajouter à ce petit nombre de faits notre observation personnelle.

Nous y avons joint une étude de la maladie, basée sur l'examen comparatif des diverses observations que nous avons eues entre les mains, et quelques considérations sur les diverses opinions formulées par les auteurs au sujet de la pathogénie de l'affection encore entourée d'incertitude.

Nous ne terminerons pas cet exposé du but que nous nous sommes proposé, sans remercier M. Moilan et son interne, M. Delaunay, qui ont bien voulu nous aider de leurs conseils et nous faciliter la rédaction de notre observation.

J. GROSPERRIN.

DE

# L'ÉPHIDROSE PAROTIDIENNE

---

## HISTORIQUE.

On donne le nom d'Ephidrose parotidienne à une affection rarement observée et que nous définirons, avec les auteurs du Compendium de chirurgie, comme caractérisée par la sortie d'un liquide transparent, au moment des repas, à travers la peau de la région parotidienne, sous forme de gouttelettes plus ou moins abondantes.

L'Ephidrose parotidienne est bien plutôt une incommodité qu'une véritable maladie; aussi le médecin est-il rarement consulté à son sujet. Dans la plupart des cas, comme cela a eu lieu pour le malade de notre observation, c'est à la suite d'une affection intercurrente que l'écoulement de liquide parotidien peut être observé.

C'est à cette cause, sans doute, bien plutôt qu'à la rareté de l'affection, que l'on doit le silence des anciens auteurs à son égard.

La première fois qu'il en est fait mention, c'est

dans les *Mémoires de l'Académie de Chirurgie*, encore, les deux observations qui y sont publiées, l'une de Louis, l'autre de Duphénix, sont tout à fait insuffisantes.

Plus tard, Boyer publie un nouveau cas dans son *Traité des Maladies chirurgicales*, au chapitre des affections de la glande sous-maxillaire, mais sans y attacher une grande valeur.

C'est en 1847 que parut le premier travail sérieux sur la maladie. C'est un Mémoire de Baillarger, qu'il lut à l'Académie de médecine et qui fut suivi de la publication de faits nouveaux rapportés par Rouyer, Nélaton, Bergougnoux, Bézard, dans sa thèse inaugurale.

Vers le même moment, Brown-Sequart, en reproduisant dans son *Journal de physiologie* le cas de Rouyer, le fit suivre de considérations intéressantes dans la pathogénie de l'affection.

Notons enfin les auteurs du Compendium de chirurgie, qui lui consacrent un chapitre dans lequel les faits connus jusqu'alors ont été résumés et analysés.

# ETIOLOGIE.

L'Ephidrose parotidienne est toujours accidentelle ; on n'en a pas cité de cas dans lesquels la maladie datât de la naissance, et souvent ce sont des traumatismes qui ont précédé le développement du phénomène.

On a rencontré l'Ephidrose à la suite de plaies de toutes sortes intéressant la région parotidienne : coup de couteau, coup de corne; une balle de pistolet qui, après avoir pénétré au niveau du bord inférieur de l'orbite, sortit en arrière de l'oreille, au niveau de la base de l'apophyse mastoïde, laissa une plaie qui guérit assez rapidement, sans complications (Brown-Sequart).

D'autres fois aussi, c'est une solution de continuité dans les tissus qui a été la cause de la maladie, mais cette solution a été consécutive à la formation d'abcès.

Cette étiologie a été signalée dans la plupart des observations rapportées par les auteurs.

Un malade, à la suite d'une fièvre typhoïde, d'une pleurésie, d'autres fois spontanément, présente à la joue le gonflement caractéristique de la parotidite, la peau rougit, devient chaude, douloureuse, du pus est collectionné sous la peau et se fait jour au dehors, soit à la suite de l'ulcération de la peau, soit à la suite de l'intervention chirurgicale et dès lors les phénomènes inflammatoires diminuent, disparaissent, la guérison se produit sans encombre, puis le malade est tout étonné de constater l'écoulement d'un liquide qui recouvre toute la région parotidienne ; d'autres fois aussi, c'est un abcès, mais qui a débuté au niveau d'une altération osseuse du voisinage, l'os malaire, par exemple, et le pus qui a fusé dans l'interstice des lobules de la glande, est venu se faire jour au dehors, en arrière du maxillaire (Contavon).

Quoiqu'il en soit, dans la plupart des cas, une fistule salivaire a précédé pendant un temps variable le début de l'affection secondaire, il peut même arriver, ainsi que cela a eu lieu chez le malade de Louis, que consécutivement à un traitement chirurgical ayant pour but la guérison de cette fistule, l'éphidrose se produise ; c'est aussi ce qui eut lieu chez une malade de Baillarger. Cette malade, avant d'avoir présenté le suintement caractéristique, avait eu pendant plusieurs années une fistule salivaire qui s'ouvrait au milieu de la joue, sur le trajet direct du conduit de Sténon. La fistule fut traitée et guérie à l'aide de caustiques et c'est à la suite de cette guérison que la joue commença à suinter.

Notre malade, sous ce rapport, ne diffère en rien de ceux dont l'histoire a déjà été publiée. C'est aussi à la suite d'une fièvre grave que sa joue s'est tuméfiée, abcédée, et que, après la formation de la cicatrice il put constater l'écoulement de sueur sur les parties latérales de la face pendant la mastication.

Il s'en faut cependant que toutes les plaies, tous les abcès de la région parotidienne deviennent la cause d'Ephidrose. Ces accidents, en effet, sont fréquents, il est peu de chirurgiens qui n'aient eu souvent l'occasion d'en observer des exemples, et cependant on peut compter le nombre des cas dans lesquels la guérison s'est effectuée avec Ephidrose.

On peut donc se demander quelles sont les conditions qui en favorisent la production.

En présence de la volumineuse cicatrice dont notre malade était porteur, de son adhérence aux parties profondes, nous nous sommes demandé si la gravité de la lésion n'était pas, sinon la cause principale, du moins une cause adjuvante puissante pour le développement de la maladie. Nous avons consulté à cet égard les quelques observations que nous avons pu trouver, et nous avons vu qu'en effet, dans la plupart des cas, le traumatisme a été très-étendu, ou l'inflammation a été très-violente.

Tel est, par exemple, le cas cité plus haut où une balle laboura la joue du blessé. Telle est l'observation de Baillarger dans laquelle on signale une dépression très-marquée qui existait au-dessous et tout autour de la cicatrice, et qui avait été la conséquence d'une suppuration abondante et longtemps prolongée et qui permit de croire que la glande parotide avait été détruite, sinon en totalité, du moins en partie.

Mais cette gravité des désordres est loin d'être la condition *sine qua non* de l'affection, et, dans la plupart des observations, on signale un petit abcès ouvert et laissant après lui une cicatrice insignifiante. Il est même un cas dont l'histoire est rapportée par Nélaton où la malade ne présentait aucune trace de solution de continuité dans la région parotidienne. La malade, à la suite d'une maladie grave, avait eu une parotidite; le médecin qui la soignait alors la menaça d'un abcès, mais tout sembla se terminer par résolution, puisque l'on ne retrouvait aucune lésion apparente.

Nous ferons pour le siège de la solution de continuité la même réflexion que pour son étendue, et nous conclurons qu'elle est sans importance, puisqu'on l'a rencontrée en tous les points de la région, que même elle a pu faire défaut.

---

## ANATOMIE PATHOLOGIQUE.

Les lésions anatomo-pathologiques sont peu connues en raison de l'insuffisance des autopsies. Il faut, pour que ces dernières puissent être faites, un hasard tout spécial qui n'a été rencontré jusqu'à présent que dans un cas observé par Baillarger, sur une folle qui mourut à la Salpétrière d'une affection intercurrente.

Chez cette malade, on put constater que les deux glandes étaient complétement atrophiées, au point que ce n'était qu'avec peine qu'on pouvait en découvrir les débris au milieu des tissus indurés de la région. Les conduits de Sténon étaient transformés en de très-petits cordons aplatis et comme celluleux, mais cette transformation ne se continuait pas jusqu'à l'ouverture des canaux dans la bouche. A environ deux centimètres de la glande, on les trouvait avec leur calibre et leur aspect ordinaire. Un stylet très-fin, introduit par l'orifice du canal, pénétra à peu près à un centimètre et demi, et on put constater qu'il y avait au-delà oblitération complète.

L'exploration de la région faite avec le plus grand soin, ne fit découvrir aucune fistule salivaire, aucun orifice d'écoulement apparent pour les quelques débris glandulaires qui avaient pu échapper à la destruction. La peau avait partout, sauf au niveau des cicatrices, sa finesse, sa souplesse, son élasticité ordinaires.

En d'autres termes, suppression à peu près complète de l'appareil parotidien, de la partie glandulaire, ainsi que de son conduit excréteur, telle est la condition anatomo-pathologique qui paraît avoir eu pour conséquence l'éphidrose dans le cas dont il s'agit.

En est-il de même dans tous les cas? c'est ce que l'on ne saurait dire avec certitude, mais il est probable que non; la présence de cicatrices insignifiantes chez un grand nombre de malades, quelquefois même l'absence de ces dernières permettent de supposer que, dans le cas de Baillarger, il n'y a eu qu'une simple coïncidence, et que les lésions que nous venons de décrire ne sont nullement celles de l'éphidrose parotidienne.

Notre malade étant sorti de l'hôpital, il nous est impossible d'apporter aucun fait nouveau sur cette partie de la question qui doit être réservée, jusqu'au jour où de nouvelles autopsies auront pu être pratiquées.

Il convient toutefois de faire remarquer que si les faits cliniques ne viennent pas confirmer tous les résultats de l'autopsie faite par Baillarger, ils paraissent cependant en confirmer une partie, à savoir l'oblitération soit du canal de Sténon, soit de l'un des conduits accessoires de ce canal.

Tels sont les cas où l'éphidrose a suivi de près la

guérison d'une fistule salivaire par les caustiques et dont nous avons parlé à l'étiologie. Dans un cas même on a signalé le suintement consécutif à une simple compression du canal de Sténon au niveau d'une fistule, le suintement disparaissait lorsque l'on cessait la compression.

Dans tous les autres cas, rien n'empêche d'admettre qu'il n'en ait été de même et que l'ouverture d'un abcès au dehors et sa cicatrisation s'étaient accompagnées d'une oblitération d'un certain nombre de canalicules secondaires.

Chez notre malade l'oblitération du canal était manifeste, bien qu'il laissât écouler à la pression une petite quantité de liquide muqueux indiquant que son oblitération n'était que partielle, et que le bout perméable était encore susceptible de donner lieu à une production de mucus. Mais un point essentiel et qu'il importe d'indiquer ici, c'est que le canal de Sténon peut être oblitéré lorsqu'il y a trace de transsudation tégumentaire.

Bergougnioux a signalé un malade chez lequel l'oblitération des conduits de Sténon était manifeste et chez lequel la mastication s'accompagnait, il est vrai, de rougeur, de gonflement, de douleur, qui pouvaient atteindre un degré suffisant pour interrompre chaque repas, mais il ne présentait aucune trace de transsudation tégumentaire.

Ainsi l'oblitération du canal, pas plus que la destruction de la glande, ne sont des lésions caractéristiques de la maladie.

## SYMPTOMATOLOGIE.

Les malades atteints d'éphidrose parotidienne ne présentent aucun phénomène particulier en dehors de l'époque des repas. La peau de la face a sa teinte, sa sécheresse habituelles et quand à la suite d'une course, d'un effort quelconque, le malade transpire, ce n'est ni plus ni moins abondant vers la région parotidienne que dans le reste de la face.

Il n'en est plus de même, avons-nous dit, au moment des repas ; c'est alors que se manifeste le suintement particulier qui est la caractéristique de la maladie, mais ce n'est pas toujours à la même époque et dans les mêmes circonstances.

Tantôt, et c'est le cas le plus habituel, c'est au moment même de mastication des aliments que l'écoulement se manifeste, d'autres fois, peu d'instants après le début du repas, enfin, il peut se montrer après le repas ainsi que cela avait lieu chez une malade de Roche.

Quant à la durée du phénomène elle n'est pas moins variable, cessant le plus souvent avec le repas, elle peut persister pendant un certain temps, un quart d'heure et même une demi-heure.

Notre malade se trouvait rentrer dans le cas le plus habituel, le liquide se montrait au moment de la mastication, deux ou trois minutes après le commencement du repas et cessait immédiatement après. Quoi qu'il en soit, c'est toujours la mastication des aliments qui détermine la transsudation, et ici une première question se pose à notre étude, c'est celle de savoir la part qui revient dans sa production au phénomène mécanique ou au contact de la muqueuse buccale avec les aliments.

Les observations que nous avons eues sous les yeux ne sont pas toutes explicites à cet égard, il en est cependant deux où l'examen a été fait à ce point de vue, l'une est de Mathieu (de Beaune), il y est dit explicitement que le mouvement des mâchoires suffit pour déterminer ce que le malade appelle une sueur à la peau; l'autre de Bézard; il est dit aussi que dès la guérison de l'abcès parotidien, le malade ne peut plus faire exécuter à sa mâchoire de mouvements de mastication sans voir sa joue se couvrir de sueur, et il ne s'est jamais aperçu qu'il y eût une relation entre cette exsudation et la saveur des aliments.

Dans les autres observations les auteurs sont muets à cet égard.

Pour nous, le résultat de nos expériences est en opposition avec celles de Mathieu et de Bézard. La mastication seule était insuffisante pour produire la sueur; la présence d'aliments dans la cavité buccale était indispensable, cela confirmerait l'opinion de Brown-Sequart, sur laquelle nous reviendrons dans un instant; suivant lui, le mouvement des mâchoires n'est pour rien.

Quoi qu'il en soit, dans toutes les observations il est noté que la présence des aliments, si elle n'est pas une condition *sine qua non*, exagère la sécrétion dans une notable mesure. Les aliments épicés, le sel, ou encore ceux qui, comme le pain, exigent pour être déglutés une grande quantité de salive, ont pour effet de porter la production du liquide à son maximum.

En dehors de cette condition principale il en est quelques-unes d'accessoires, susceptibles de modifier le phénomène.

Roche a signalé la suspension de la sueur à l'occasion d'un refroidissement par un courant d'air glacé qui frappa le malade sur le côté morbide de la face. Il en serait de même dans les maladies graves.

Dans les observations, il est noté aussi que la quantité de liquide excrété est moindre les jours où la transpiration cutanée a été abondante et qu'elle diminuait encore sous l'influence d'un flux diarrhéïque auquel le malade était sujet depuis longtemps.

On a noté une modification semblable sous l'influence de la saison chaude.

Ceci dit des conditions de production du phénomène, nous examinerons le phénoméne en lui-même.

Le plus souvent la première chose éprouvée par

le malade est une sensation de gêne dans l'abaissement de la mâchoire et cette gêne s'accompagne d'une légère tuméfaction de la joue qui devient en même temps plus rouge et plus chaude. Ensuite la peau devient moite, comme couverte d'une légère buée formée de gouttelettes visibles à la loupe qui ne tendent pas à se réunir les unes aux autres pour former des gouttes s'écoulant le long de la joue du malade et l'obligeant à s'essuyer continuellement,

La quantité de liquide qui s'écoule de la sorte est essentiellement variable, elle n'a jamais été appréciée avec exactitude ; on peut dire qu'elle varie entre deux à trois grammes et quinze à vingt grammes. Les auteurs du *Compendium* se bornent à dire que le malade peut mouiller un grand mouchoir ou une serviette, ce qui indique déjà une assez grande abondance.

Quelques malades ont remarqué que du côté souffrant il leur était bien plus difficile d'humecter les aliments que du côté sain, ce qui s'explique sans peine par l'oblitération du canal de Sténon si fréquente dans cette maladie ainsi que nous l'avons noté dans l'anatomie pathologique.

Cet écoulement ne s'accompagne d'aucun symptôme fonctionnel, la douleur est nulle ou à peu près en dehors du sentiment de pesanteur à la joue dont nous avons parlé, et ce serait plutôt la suppression de la sueur parotidienne qui serait à craindre, si l'on s'en rapporte du moins à l'observation de Roche.

Dans ce cas, en effet, un sentiment de malaise général, des douleurs dans le cou et dans la face, de la perte d'appétit, et un peu de fièvre furent les suites du coup d'air qui amena la cessation du phénomène, et ces accidents, qui ne durèrent que quelques jours, disparurent à la suite d'applications chaudes et de fumigations sur la face, qui rappelèrent la sueur.

Le siége de l'écoulement liquide est, comme l'indique le nom de la maladie, la région parotidienne ; c'est là, du moins, qu'il a été noté comme étant le plus abondant. Mais il s'en faut que les limites anatomiques de la région soient respectées, le plus souvent on voit la sueur transsuder par la joue vers la région mastoïdienne malaire, etc.

On a signalé des cas où la moitié de la face était couverte de liquide et tantôt, comme dans le malade de Roche, c'était la moitié inférieure, tantôt c'était la région supérieure, comme chez le malade de Bézard; dans ces circonstances, le cuir chevelu pouvait être le siége du phénomène.

Des modifications apportées à la peau par des cicatrices que l'on rencontre le plus souvent dans cette région sont sans influence sur l'écoulement qui se fait aussi bien à leur surface que dans les parties voisines. C'est du moins ce qui a été signalé dans une observation de Boyer.

Il est cependant quelques cas rares, il est vrai, où la région parotidienne est à peu près normale et où c'est exclusivement dans son voisinage que se fait la transsudation du liquide; on l'aurait rencontrée aussi dans la région sous-maxillaire et dans les mêmes circonstance qu'à la région parotidienne.

Boyer signale l'existence de ces écoulements à la suite des plaies de la glande sous-maxillaire ou de ses conduits excréteurs. Cet auteur, d'ailleurs, ne rapporte aucune odservation à l'appui de la sienne et, de notre côté, il nous a été impossible d'en trouver dans les recueils où nous avons fait des recherches.

Notons enfin que le plus souvent unilatéral, l'écoulement peut être bilatéral; il succède alors à une affection bilatérale de la glande parotidienne, c'est ce qui eut lieu chez le malade de Baillarger.

Nous avons recherché chez notre malade s'il n'y avait pas de troubles de sensibilité ou de motilité du côté souffrant. Cette recherche avait son importance si l'on se rappelle les lésions antérieures à l'affection qui permettaient d'en soupçonner l'existence. En outre nous nous rappelions l'influence du système nerveux sur les sécrétions et nous avons voulu voir s'il n'y avait pas là des phénomènes qui pussent jeter quelque jour sur la pathogénie de l'affection. Or, la motilité nous a paru absolument normale, il n'y avait ni paralysie, ni contracture dans le territoire innervé par le facial.

Il n'en était pas de même de la sensibilité qui, pour ne pas être abolie complétement, n'en était pas moins notablement diminuée. A plusieurs reprises, les explorations avec une épingle nous permettent de le constater de la manière la plus formelle.

En fut-il de même dans tous les autres cas, ou bien notre malade est-il le seul qui présentât cette altération, nous ne saurions le dire ; quoiqu'il en soit, le fait n'en est pas moins important à connaître, n'eût-il d'autre résultat que d'engager à diriger les recherches dans ce sens, lorsque l'occasion se rencontrera une autre fois.

Nous arrivons maintenant au point le plus important de l'histoire de cette maladie, nous voulons parler des caractères du liquide excrété.

Les caractères physiques qu'il présente sont assez constants, toutes les observations indiquent à peu près la même chose que la nôtre. C'est un liquide clair, limpide comme de l'eau de roche, transparent, sans odeur, au moment de sa sortie du moins. Par la suite, il prend une teinte légèrement ombrée et il laisse déposer quelques cellules épithéliales qui se sont sans doute détachées de l'épiderme à la suite des manœuvres que l'on doit faire pour recueillir le liquide.

Il bleuit le papier de tournesol, c'est-à-dire qu'il est neutre et ce caractère a une importance capitale puisqu'il rapproche le liquide de la salive dont la réaction est toujours alcaline et l'éloigne de la sueur dont la réaction est toujours acide.

Pénétré de l'importance de ce caractère nous avons plusieurs fois répété l'expérience et nous avons toujours constaté l'alcalinité. Ce résultat n'a pas été observé par tous les auteurs ; quelques-uns ont trouvé le liquide neutre, d'autres l'ont trouvé acide comme la sueur ; ce fut le cas pour un malade dont parle Brown-Sequart, ce fut aussi le cas pour un des malades de Bézard. Ce résultat contradictoire suffit à lui seul pour démontrer que le liquide n'est pas toujours identique et permet de soupçonner que tantôt il sera semblable à la sueur, tantôt à la salive.

L'analyse complète du liquide a été faite par M. Henry qui a trouvé la composition suivante :

1° Une matière grasse, cristallisable tenue en suspension dans un liquide muqueux ;

2° Du mucus avec des traces d'albumine ;

3° Une matière animale, soluble, qu'il regarde comme analogue à la ptyaline ;

4° Une trace de diastase animale ;

5° Du phosphate de chaux, du chlorure de sodium, un sel alcalin et un produit ammoniacal.

Cette analyse, on le voit, nous montre que le liquide est analogue à la salive. Son examen, que j'appellerai physiologique, a été fait plus souvent et a paru donner des résultats semblables.

En mettant de l'amidon dans une éprouvette qui contient notre liquide on constate que l'amidon est dissous et transformé en glucôse facile à reconnaître au réactif de Bareswill.

Ce résultat que nous avons pu obtenir a été constaté aussi par beaucoup d'autres auteurs. MM. Sandras et Bouchardat ont conclu de leurs recherches dans le même sens, à savoir que ce liquide ressemblait plus à la salive qu'à aucun autre liquide de l'économie. Ce fut aussi le résultat auquel arriva Baillarger ; le liquide de sa malade, franchement alcalin transformait complètement une dissolution d'amidon si l'on avait soin surtout de tenir le mélange pendant quelques heures à une température de 30 à 40 degrés.

La transformation était bien complète puisque sa présence dans le liquide n'était plus indiquée par la teinture d'iode. Ces résultats, en tous points confirmatifs les uns des autres semblent donc bien prouver que la nature du liquide le rapproche de la salive, mais il n'en est pas toujours ainsi, nous avons vu que le liquide pouvait être acide et dans ce cas il n'a pas la plus petite analogie avec la salive. D'ailleurs on ne concevrait pas qu'il en soit autrement lorsque le liquide ne provient pas seulement de la région parotidienne mais aussi des parties voisines. C'est ce qui eut lieu par exemple sur le liquide examiné par MM. Robin et Claude Bernard et qui provenait de l'un des malades observés par Bézard.

Claude Bernard ayant mélangé le liquide avec de l'amidon le conserva dans un petit tube jusqu'au lendemain matin et le soumit à l'action de la liqueur de Frommherz, mais sans résultat, tandis que la salive mixte versée sur de l'amidon dans les mêmes circonstances avait donné un résultat positif.

Claude Bernard en conclut que le liquide n'était certainement pas de la salive, qu'il pouvait bien être le produit d'une secrétion supplémentaire quelconque, sans rien préjuger toutefois sur son origine ni sur sa nature.

---

## PATHOGÉNIE.

La première idée qui se présente à l'esprit lorsqu'on cherche à se rendre compte de la nature du phénomène, c'est que le liquide écoulé est de la salive. Le conduit excréteur s'est oblitéré, la sécrétion continuant cependant, elle se fraye un passage à travers la peau et vient jaillir en gouttelettes plus ou moins abondantes sur les joues du malade.

Il faut reconnaître toutefois, que si de fortes présomptions sont en faveur de cette hypothèse, il en est d'autres qui ne lui sont pas moins défavorables, lorsqu'on approfondit l'histoire de la maladie.

C'est d'abord la difficulté que l'on a de se rendre compte du mécanisme par lequel le courant liquide est à ce point dévié de son trajet normal. Il faudrait, en effet, admettre que la salive sortît de la glande en traversant ses acinis, l'apronévrose, le tissu cellulaire de la région et qu'une fois arrivé sous la peau il trouvât des orifices tout préparés pour traverser également cette membrane.

Enfin, ajoutons l'acidité du liquide observée dans un certain nombre de cas; la différence qu'il offre dans ces circonstances, tant au point de vue chimique qu'au point de vue physiologique avec la salive normale.

Aussi l'éphidrose parotidienne est-elle considérée par quelques auteurs et en particulier par Brown-Sequart comme n'étant rien autre chose que la production de sueur au niveau de la région parotidienne.

La localisation de cette transpiration en un point circonscrit n'est pas un argument contre une semblable manière de voir ; il est certain que chez quelques individus on peut trouver cette hypersécrétion localisée en un point variable de la face, tandis que les parties circonvoisines gardent sinon leur apparence normale, du moins restent dans un état rapproché. Or, cette transpiration est excitée sous certaines influences qui sont analogues à celles dans lesquelles se manifeste la maladie qui nous occupe.

C'est ordinairement la mastication et la gustation qui en sont la cause principale, mais surtout la gustation des substances fortement épicées, alors cette sécrétion est non-seulement plus abondante qu'à l'état normal, mais encore sa nature est plus ou moins modifiée. Elle se produirait d'après Brown-Sequart, par suite d'une action réflexe dont les nerfs du goût transmettraient l'impression vers les centres nerveux, impression qui serait réfléchie ensuite vers les nerfs qui président à l'excrétion de la sueur.

Ce serait un phénomène analogue à celui que l'on provoque dans les glandes salivaires lorsque l'on met une substance sapide sur la langue d'un animal ; ce serait encore analogue à l'éphidrose lacrymale que produit l'application d'un corps irritant à la surface de la conjonctive. Brown-Sequart s'est donné comme exemple d'un cas de ce genre. Chez lui, toutes les fois qu'il excite ses nerfs du goût par un aliment très salé, très épicé ou très sucré, en un mot d'une saveur très-vive, et celà indépendamment du mouvement des mâchoires, une excrétion abondante se manifeste au visage (lèvres, nez, front) et cesse quelques minutes après.

Brown-Sequart déclare avoir vu le même phénomène sur un certain nombre de personnes et assure qu'il a été constaté aussi par Barthez sur un homme chez qui tout un côté des joues suait à grosses gouttes lorsqu'il mettait du sel sur une portion de la langue du même côté.

Nous avons vu un de nos amis qui présente un cas analogue à celui de Brown-Sequart ; chez lui la mastication d'aliments, de quelque nature qu'ils soient s'accompagne d'une abondante transpiration qui a son siége au front et qu'il doit essuyer constamment sous peine de voir la sueur tomber dans ses aliments.

Le phénomène est bien plus marqué en été qu'en hiver ; dans ces cas il se manifeste en dehors même de la mastication et constitue pour lui une véritable infirmité. Il ne peut s'absenter pour quelque temps de chez lui sans emporter une éponge pour s'essuyer. Ce qui est remarquable, c'est que cette sueur est parfaitement localisée et que pour tout le reste du corps sa transpiration est normale et même plutôt au-dessous qu'au-dessus de la quantité ordinaire.

L'opinion exprimée par Brown-Sequart est aussi celle de M. Béclard qui est même plus explicite.

Pour lui, tous les faits signalés ne sont pas autre chose que le résultat d'une augmentation de sueur dans certaines parties de la face, et ces faits, d'après lui, n'admettent pas d'autre interprétation.

C'est à tort, dit-il, que quelques physiologistes ont envisagé ce liquide comme une sorte de sécrétion salivaire supplémentaire. Il fonde son opinion sur les particularités que nous avons indiquées tout à l'heure.

Loin de nous la pensée de vouloir contredire ces maîtres illustres, mais nous ne pouvons nous empêcher de reconnaître avec quelques auteurs que tout étrange que puisse paraître l'écoulement de liquide parotidien, quelque objection que l'on puisse faire à l'hypothèse de cet écoulement, il est un certain nombre de faits dans lesquels les phénomènes seraient difficiles à expliquer autrement. Nous rappellerons rapidement que l'écoulement localisé à la région parotidienne est le plus souvent consécutif à une oblitération de la glande, le plus souvent à une oblitération du conduit; qu'il n'est pas congénital ainsi que doivent l'être et comme le sont les faits analogues à ceux observés par Brown-Sequart sur lui-même; que le liquide est quelquefois, souvent même alcalin, ce qui est absolument contraire à l'hypothèse d'un écoulement de sueur, ce dernier liquide étant toujours acide; enfin et surtout, que le liquide, s'il n'est pas identique à la salive, offre pour le moins les plus grandes analogies avec elle, ainsi que le démontre son action.

Dans quelques cas même, ce qui est bien plus probant encore, on l'a vu succéder à l'oblitération d'une fistule salivaire parotidienne.

Sans doute nous avons vu que, même dans les cas favorables à l'idée d'une transsudation parotidienne, la nature du liquide n'est jamais identique à celui de la glande parotide, qu'il en diffère même notablement et que l'on peut seulement reconnaître quelque analogie entre ces deux liquides.

Cette objection n'est pas péremptoire, une glande qui sécréterait dans des conditions aussi anormales que la parotide transformée comme elle doit l'être dans les cas qui nous occupent, ne peut pas produire le liquide qu'elle fournit à l'état pathologique.

Pour en être convaincu, il suffit de se rappeler ce qui se passe lorsque, dans le but d'étudier l'action du suc pancréatique sur les substances grasses, on établit une fistule du conduit de Wirsung; le liquide fourni par la fistule est bien identique au suc pancréantique normal pendant les premières heures; mais, le lendemain et les jours suivants, il change de caractère, cesse d'être coagulable par la chaleur, d'émulsionner, d'acidifier la graisse, etc.; en un mot, il ne fournit qu'une sécrétion viciée qui ne permet plus de reconnaître sûrement son origine.

En conséquence, nous croyons que l'on doit admettre que la déviation du cours de la salive à la surface cutanée est une chose possible.

Cette opinion a été soutenue par nombre d'auteurs, et parmi ceux-ci nous trouvons les premiers qui aient parlé de la maladie, (Duphénix, Louis, Contavon).

Boyer, lui aussi, avait cru avoir affaire à de la salive. Cette opinion est celle qu'admet Bézard relativement à son père qui était atteint d'une semblable affection.

De nos jours, Claude Bernard, qui a vu les malades de Baillarger, pense que c'était de la salive qui suintait du visage de ces deux femmes, et, dans ses leçons de physiologie, il déclare en propres termes que lorsqu'on oblitère le canal de Sténon chez le chien, on ne voit pas sous l'influence de cette oblitération de suintement salivaire se produire par la peau, comme cela a lieu chez l'homme.

La pression du liquide salivaire retenu dans ses conduits comprime le tissu glandulaire et l'atrophie peu à peu dans l'espace de six semaines à deux mois.

On verrait le même phénomène de l'atrophie se produire dans certains cas, puisque Baillarger rapporte que chez l'une de ses malades l'exsudation, d'abord très-abondante, avait été progressivement en diminuant en même temps que s'accentuait chaque jour davantage le creux parotidien.

En conséquence de ces diverses opinions et des arguments fournis pour et contre chacune d'elles, nous croyons qu'il y a eu confusion entre les auteurs d'opinions si contradictoires, que l'on a affaire à deux affections distinctes et que chacun des auteurs n'en a eu qu'une en vue.

Il est certain que les cas rapportés par Rouyer, ceux qu'indique Brown-Séquart, le cas que nous avons indiqué au cours de ce chapitre, cas dans lesquels le liquide était acide, où la sécrétion ne siégeait pas exclusivement à la région parotidienne, sont relatifs à des hypersécrétions localisées.

Il est impossible, toutefois, d'attribuer la même origine aux cas déjà suffisamment nombreux dans la science et dont nous avons rapporté un exemple. Dans ces faits la sécrétion siégeant exclusivement à la région parotidienne et succédant à une lésion profonde de l'organe, se montre pendant le repas et avec des caractères analogues à ceux de la salive. Dans ces circonstances, il est bien probable que c'est de la salive déviée que l'on a sous les yeux.

## DIAGNOSTIC.

La partie intéressante du diagnostic n'est pas, on le conçoit sans peine, de reconnaître l'éphidrose parotidienne. L'écoulement de liquide qui a valu son nom à l'affection est plus que suffisant pour la caractériser. Il serait plus intéressant de chercher à distinguer l'éphidrose de l'hypersécrétion sudorale, affections que nous avons indiquées comme dissemblables.

La chose est plus difficile puisque ce point de théorie admis par Bézard dans sa thèse n'est rien moins que confirmé et il exigerait un plus grand nombre d'observations. Néanmoins c'est le caractère du liquide et en particulier la réaction qu'il présente au papier de tournesol qui pourraient permettre d'établir la différence.

Le liquide est-il acide, c'est à une hypersécrétion sudorale que l'on a affaire ; est-il alcalin, c'est une éphidrose parotidienne que l'on a sous les yeux.

## TRAITEMENT.

Il n'y a presque rien à dire du traitement. Une affection pour laquelle le médecin n'est jamais consulté, qu'il n'a l'occasion d'observer que dans les cas où elle se présente à lui fortuitement parceque le sujet est atteint d'une autre maladie, n'a pas besoin d'être traitée.

Néanmoins la chose a été essayée, on a tenté la compression mais sans beaucoup de succès. Mathieu de Beaune qui a essayé de ce moyen en le combinant avec l'emploi de cataplasmes astringents et de gargarismes fut obligé d'attendre trois mois avant d'obtenir quelque résultat. Il constata cependant que sous l'influence des mêmes moyens cet écoulement diminua peu à peu de quantité et que cinq mois après le mal avait disparu.

Mais est-ce là le résultat du traitement? il ne faudrait pas se hâter de l'affirmer, il faudrait attendre de nouveaux faits pour se prononcer.

La création d'une fistule salivaire du côté de la joue chez le malade de Duphénix fit disparaître la fistule de la joue sans qu'il se produisît le suintement parotidien, ainsi que cela avait eu lieu à la suite de la simple compression de la fistule.

Un pareil procédé pourra être préconisé dans les

cas de ce genre puisqu'il a pour résultat de guérir en même temps une affection bien plus sérieuse que l'éphidrose et par laquelle le malade se trouve notablement gêné.

Autre question : Doit-on faire réapparaître un écoulement parotidien qui s'est supprimé à la suite d'un accident quelconque et qui a paru coïncider avec certains troubles vers d'autres organes? La chose a été essayée par Roche ; pour y arriver il a employé les applications chaudes, les fumigations sur la face et ces moyens ont paru réussir.

Tout ce qu'on peut dire en leur faveur c'est qu'ils sont absolument inoffensifs ; sont-ils utiles, nous n'oserions l'affirmer.

---

# CONCLUSIONS.

En résumé, l'éphidrose parotidienne est une affection rare. Elle reconnaît pour cause une lésion de la région parotidienne, (traumatisme, abcès,) sans qu'on puisse dire les particularités que doivent présenter ces traumatismes et ces abcès pour avoir comme conséquence le développement de la maladie.

Les lésions susceptibles de lui donner naissance sont encore inconnues en raison de l'insuffisance des autopsies. Celle qui a pu être faite a révélé la suppression de la glande comme organe de secrétion et d'excrétion salivaires et les observations chimiques permettent d'admettre qu'il y a pour le moins oblitération d'un ou plusieurs canaux salivaires.

Le liquide excrété dans la grande majorité des cas présente les plus grandes analogies avec la salive, dans d'autres il paraît en être distinct et ressembler à la sueur, mais alors le point par lequel il suinte de la peau n'est plus aussi exactement localisé à la région parotidienne.

Il paraît incontestable, bien que cela semble assez

étrange au premier abord, que ce liquide n'est autre chose que de la salive déviée de son cours normal. C'est là l'opinion de Duphénix, Louis, Boyer, Béclard, Claude Bernard.

Quant aux auteurs qui n'admettent pas cette théorie, tels que Brown Sequart, Rouyer, il est probable qu'ils ont eu sous les yeux une affection distincte de celle que nous décrivons, et que réellement ils ont vu les sujets chez lesquels certaines parties de la peau présentaient, en effet, une hypersécrétion sudorale.

---

# OBSERVATION.

Le nommé Hémel, âgé de 35 ans, a servi comme soldat pendant 7 ans ; il fut envoyé en Afrique en 1844 et deux ans plus tard environ, à la suite d'une fièvre typhoïde intense il fit un séjour prolongé à l'hôpital de Philippeville.

Pendant la convalescence, qui fut assez longue, un abcès de la parotide se déclara à la suite d'une chute, nous dit le malade, mais il est beaucoup plus probable qu'il survint spontanément. Quoiqu'il en soit, le médecin fut obligé d'inciser assez profondément et la suppuration dura quelques jours. Il y eut même destruction partielle de la peau, comme l'atteste la cicatrice rayonnée, étoilée qui en a été le résultat. Cette cicatrice est située entre le lobule de l'oreille et l'angle de la mâchoire inférieure sur une largeur de deux centimètres environ.

Depuis cette époque, c'est-à-dire depuis l'année 1846, un liquide transparent a toujours, au moment des repas, transsudé au travers de la peau de la région temporo-maxillaire. Le malade resta quelques années encore en Afrique et le médecin de son régiment essaya de faire, et fit, paraît-il, du sucre avec le liquide qui coulait sur sa joue.

A son retour d'Afrique, il entra à la Pitié dans le service de M. Vonat pour une ascite et un œdême des membres inférieurs, il y resta six mois ; sa joue fut examinée plusieurs fois mais son observation ne fut pas prise, le liquide ne fut pas davantage examiné. Enfin, il y a douze à quinze ans, il entra à Beaujon pour une colique saturnine, il resta quelque temps à la salle Beaujon ; le médecin de service, médecin dont on n'a pu se rappeler le nom, fit recueillir du liquide et pria le pharmacien de l'hôpital d'en faire l'analyse. Celui-ci en le traitant par l'amidon et le soumettant aux réactifs appropriés, serait parvenu à en retirer du sucre; du reste, l'observation ne fut ni prise ni publiée.

Telle est l'histoire du malade jusqu'au jour où atteint d'une bronchite, il se décida à entrer à l'hôpital St-Antoine.

Cela dit, nous allons maintenant retracer les diverses particularités de l'affection. Depuis trente ans rien n'a changé dans l'état du malade. A chaque repas, deux ou trois minutes environ après le commencement de la mastication, on voit d'abord à la loupe, puis à l'œil nu suinter à travers la peau une infinité de petites gouttelettes qui ne tardent pas à se réunir pour former des gouttes: celles-ci se joignent bientôt aux plus inférieures, glissent sur un plan incliné et tombent sur le cou du malade en mouillant sa chemise ou ses vêtements. On ne saurait mieux comparer l'ensemble du phénomène qu'à la buée qui se forme en hiver sur les vitres d'un appartement bien chauffé et saturé de vapeurs d'eau.

L'étendue de la région sur laquelle on voit ainsi suinter le liquide n'offre pas moins de 6 à 7 centimètres de hauteur sur 3 de largeur, elle est située tout entière sur la région temporo-maxillaire.

Limitée supérieurement par une ligne antéro-postérieure rasant le point d'attache du pavillon de l'oreille, elle l'est inférieurement par une autre ligne passant à 3 centimètres environ au-dessus du lobule.

Deux lignes verticales et parallèles passant l'une au niveau du tragus, l'autre à trois centimètres en avant forment ses limites antérieures et postérieures. Quant à cette partie de la peau qui recouvre normalement la glande parotidienne dans sa plus grande étendue au-dessus du lobule de l'oreille, c'est à peine si, à la fin d'un repas assez longtemps prolongé, elle offre quelques traces d'humidité.

En dehors du repas, pendant l'état de repos cette partie de la face n'offre rien d'anormal et ne diffère en aucune façon de la région gauche correspondante.

La peau présente le même aspect, la même souplesse, rien à première vue ne permet d'y reconnaître quelque chose de particulier. Le mouvement des mâchoires, dans ces circonstances, ne présente rien d'extraordinaire.

Lorsqu'on explore, au moyen d'une épingle ou

de toute autre façon, la sensibilité de ce côté de la face, on la trouve très-considérablement diminuée mais non complétement abolie; il n'y a pas, du reste, trace de paralysie motrice.

L'orifice des conduits de Sténon, dans la cavité buccale, est en tout semblable des deux côtés et lorsqu'on excite la salivation par l'introduction dans la bouche d'un corps sapide, le sel marin. par exemple, on aperçoit immédiatement la salive affluer par l'orifice gauche, mais l'orifice droit, bien qu'ouvert et perméable, n'en présente aucune trace. En pressant sur son trajet d'arrière en avant on fait sortir un liquide muco-purulent qui se reproduit au bout de quelques heures. Ce conduit, du côté droit, n'est donc pas perméable dans toute son étendue. Dans le but de trouver le point où siégeait l'obstruction nous voulions pratiquer le cathétérisme, mais un fin filet de trousse n'y pouvait pénétrer.

Essayée au papier de tournesol, la salive parotidienne gauche fut trouvée très-légèrement alcaline.

Revenons maintenant au liquide suintant sur la région temporo-maxillaire du malade. Ce liquide est clair, limpide, quand on considère les gouttelettes qu'il forme sur la joue; mais, lorsqu'on essaye de le recueillir en râclant fortement la peau, il devient trouble et renferme alors une quantité considérables de cellules épidermiques. Une première fois, essayé au papier de tournesol, et cela au commencement du repas, il nous parut absolument neutre ; mais, quelque temps après le début de l'écoulement, il donnait au papier rouge une teinte légèrement bleuâtre, semblable ou à peu près à celle obtenue par la salive parotidienne du côté opposé.

Trois fois nous avons recueilli, pendant le repos du malade, une certaine quantité de ce liquide, un gramme environ.

Chaque fois ce liquide fut mis pendant quelques heures en contact avec de l'amidon et filtré avec soin de façon à présenter une transparence complète. La liqueur ainsi obtenue, traitée par la solution de Bareswill donne à chaque fois la réaction caractéristique de la glucôse. Pour éloigner toute erreur le précipité fut lavé plusieurs fois, séché puis redissous dans l'acide nitrique étendu. Une goutte déposée sur une lame d'acier poli donna immédiatement lieu à un dépôt de cuivre des plus évidents.

Il ne peut donc y avoir aucun doute, l'amidon sous l'influence de ce liquide se transforme en glucôse. Faut-il en conclure que ce liquide est de la salive? C'est une question que nous discuterons plus loin dans quelques réflexions dont nous ferons suivre cette observation. Avant de terminer, il nous faut dire encore que la quantité de liquide ainsi versée au dehors a chaque repas n'est pas très-considérable. Nous ne saurions l'évaluer à plus de 3 ou 4 grammes pour un repas ordinaire, elle nous paraissait beaucoup plus considérable avant d'avoir essayé de la recueillir.

Cette quantité est assurément bien inférieure à celle donnée dans les mêmes conditions par une glande à l'état normal, elle est également bien inférieure à ce qu'elle était dans plusieurs des cas publiés par les différents auteurs qui se sont occupés de cette affection.

# INDEX BIBLIOGRAPHIQUE.

**Mémoires de la Société de chirurgie**, tome III.

**Rouyer :** *Le Progrès*, tome V, page 200.

**Bérard :** *Cours de Physiologie*, tome 1er, page 702.

**Journal de la Physiologie de l'Homme et des Animaux**, tome II, page 447.

**Gazette des Hôpitaux**, 1850, page 201.

**Bézard**, *Thèse*, Paris, 1833, n° 13.

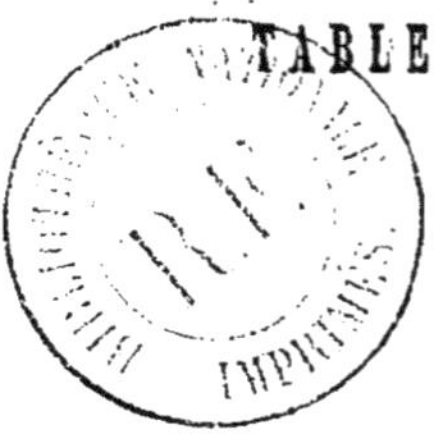

# TABLE DES MATIÈRES.



Paris. — Imp. F. Pichon, 14, rue Cujas, et 51, rue des Feuillantines.

7

www.ingramcontent.com/pod-product-compliance
Ingram Content Group UK Ltd.
Pitfield, Milton Keynes, MK11 3LW, UK
UKHW020408220726
13923UKWH00004B/1807

9 782019 266516